Ellen Heidböhmer
Time-Out für Mama

Ellen Heidböhmer

Time-Out für Mama

Entspannungsübungen für zwischendurch

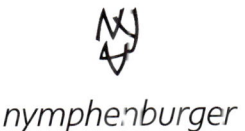

nymphenburger

Die Ratschläge in diesem Buch sind von Autorin und Verlag sorgfältig geprüft, dennoch kann keine Garantie übernommen werden. Jegliche Haftung der Autorin bzw. des Verlages und seiner Beauftragten für Gesundheitsschäden sowie Personen-, Sach- und Vermögensschäden ist ausgeschlossen.

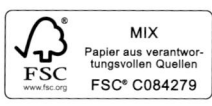

© 2016 nymphenburger in der
F. A. Herbig Verlagsbuchhandlung GmbH, München.
Alle Rechte vorbehalten.
Umschlaggestaltung: Wolfgang Heinzel
Umschlagillustration: Mascha Greune, München
Fotos: Wolfgang Roucka, München
Fotomodell: Ricarda Krusemark-Rasch, www.forumstarkeknochen.de
Satz: Walter Typografie & Grafik GmbH, Würzburg
Gesetzt aus: 10/14 pt Optima
Druck und Binden: Neografia a.s.
Printed in the EU
ISBN 978-3-485-02862-2

www.nymphenburger-verlag.de

Inhalt

Vorwort 6

Angespannt und unter Druck? Was Sie dagegen tun können 9

Der Mütter-TÜV 12

Zu den Übungen 15

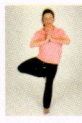
Die Entspannungsübungen 16

Wenn Sie weniger als 5 Minuten Zeit haben **16**

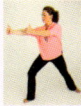
Wenn Sie 5 Minuten Zeit haben **19**

Wenn Sie 10 Minuten Zeit haben **43**

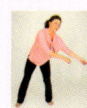
Wenn Sie 15 bis 20 Minuten Zeit haben **50**

Die Autorin 56

Vorwort

Liebe Leserin,

wann waren Sie das letzte Mal so richtig entspannt? Wissen Sie das noch? Nein? Aber so ist eben das Leben als Mutter. Sie haben sich daran gewöhnt. Wer hat schon regelmäßig Zeit und Energie für eine Stunde im Sportstudio oder einen Yogakurs am Abend? Und wer kann schon in ein Wellness-Wochenende fahren, ohne ständig zu überlegen, ob die Kinder auch wirklich gut versorgt sind?

Als Mutter von vier Kindern kenne ich chronische Erschöpfung **Auch Mütter** und die ständige Sorge, nicht gut genug zu sein, **dürfen sich** sehr gut. Aber ich weiß auch, dass Entspannung **entspannen** möglich ist, selbst wenn Sie glauben, dafür keine Zeit zu haben.

Wenn Sie bis hierher gelesen haben, halten Sie bitte einen Moment inne. Schließen Sie die Augen und spüren Sie Ihrem Atem nach. Spüren Sie Ihre Füße und den Boden unter Ihren Füßen. Dann öffnen Sie die Augen wieder und atmen ruhig weiter, während Sie mit Ihrer Aufmerksamkeit bei Ihren Füßen verweilen. Merken Sie, dass Sie schon ein klein wenig entspannter sind?

Entspannung muss nicht aufwendig zu lernen und schwierig umzusetzen sein. Auch nicht, wenn Sie mehrere Kinder haben, alleinerziehend sind oder mit Belastungen wie z. B. pflegebedürftigen Eltern leben. Sie müssen sich keinen wöchentlichen Termin in den Kalender schreiben und hoffen, dass Sie den auch einhalten können. Es gibt zahlreiche, verblüffend einfache Möglichkeiten, im Laufe Ihres Tages und ohne Hilfsmittel in 5 Minuten oder weniger vollkommen zu entspannen, ruhig zu werden, **Einfache Übungen, um neue Kräfte zu sammeln** wieder in Ihre Mitte zu kommen und neue Kräfte zu sammeln. Machen Sie diesen Ratgeber zu Ihrer ganz persönlichen Entspannungs-Hausapotheke – nicht nur für Ihre aktuelle Situation, sondern auch für all die Phasen, die in Ihrem Leben als Mutter noch kommen werden.

Die Übungen sind jeweils nach Zeitaufwand eingeteilt, sodass Sie ganz einfach nachschlagen und sich für weniger als 5 Minuten, in 10 oder 20 Minuten einen kleinen Ausstieg aus dem Alltag gönnen und neue Kraft schöpfen können. Es gibt dabei keine klassischen Übungsabfolgen. Suchen Sie sich einfach die Übung(en) aus, die Sie am meisten ansprechen.

Um die Übungen auszuführen, brauchen Sie keinerlei Vorkenntnisse und können viele davon sogar mit Ihren Kindern zusammen machen. Welche das sind und für welches Alter sie geeignet sind, ist bei den jeweiligen Übungen vermerkt. Sie müssen sich auch nicht extra umziehen, sondern können in Jeans und T-Shirt bleiben. Bei einigen Übungen empfiehlt es sich allerdings, eine bequeme Hose zu tragen.

Angespannt und unter Druck?
Was Sie dagegen tun können

In Gesprächen unter Müttern fallen häufig Sätze wie „Sport? Ach ja, würde ich auch gern mal wieder machen!" oder „Wenn ich einmal ein paar Minuten für mich habe, schlafe ich garantiert auf dem Sofa ein." Als Mutter sind Sie natürlich rund um die Uhr eingespannt, aber seien Sie ehrlich zu sich selbst: Ein Telefonat mit einer Freundin am Nachmittag ist möglich. Eine Tasse Kaffee in der Sonne, während die Kinder im Garten spielen, auch. Da finden sich doch 5 Minuten für eine kleine Entspannungsübung, oder?

Kurze Auszeiten sind immer möglich

Ein Phänomen, das ich aus der Kleinkinderzeit meiner ersten drei Kinder noch gut kenne: Wir Mütter beklagen uns, dass wir immer im Einsatz sind, gar keine Zeit für uns haben, aber wenn wir sie dann hätten, nehmen wir die Berge an Bügelwäsche in Angriff, putzen alle Fenster oder – siehe oben – schlafen auf dem Sofa ein.

Was dahintersteckt? Entspannung wird in unserer Gesellschaft schnell mit Egoismus verwechselt. Und Egoismus verträgt sich gar nicht mit unserem Bild von der perfekten Mutter. Wir wollen alles im Griff haben, die beste Mutter von allen sein und einen Vorzeigehaushalt führen. Und warum das alles? Damit wir von unserem Umfeld Respekt und Sympathie bekommen. Dieser Wunsch ist verständlich, schließlich sind wir Gemeinschaftswesen. Dazuzugehören und respektiert zu werden ist wichtig. Wir beginnen einfach nur am falschen Ende: bei den anderen statt bei uns.

Mütter setzen sich ständig selbst unter Druck, weil für alles zu wenig Zeit ist (vor allem für sie selbst) und weil sie fortwährend meinen, die Erwartungen des Umfelds erfüllen zu müssen. Wie wäre es, wenn Sie sich selbst die Anerkennung, die Wertschätzung und den Respekt schenken, den Sie sich so **Setzen Sie** sehr von Ihrem Umfeld wünschen? Stimmt, das **sich nicht** hat uns niemand beigebracht. Ja und? Beginnen **selbst unter** Sie heute damit, es zu lernen. Klopfen Sie sich **Druck** abends vor dem Spiegel auf die Schulter und sagen Sie sich: „Das hast du gut gemacht!" Belohnen Sie sich mit einem Glas Wein, wenn Sie einen Tag mit kranken Kindern überstanden haben.

Wenn etwas schiefgeht, überlegen Sie, wie Sie in einem solchen Fall mit Ihrem Kind reden würden. Beruhigend, nachsichtig und freundlich, oder? Dann reden Sie bitte auch so mit sich selbst! Tun Sie das vor allem, wenn Sie Kritik von außen erhalten: von Ihrer Schwiegermutter, von der Erzieherin im Kindergarten, der Lehrerin in der Grundschule oder von Ihrer Nachbarin. Alle

Welt erwartet, dass Mütter perfekt sind, immer alles richtig machen, Vorzeigehaushalte und Vorzeigekinder haben. Sagen Sie Nein zu diesen völlig überzogenen Ansprüchen. Ihre Küche ist nicht immer sauber, Ihre Kinder sind nicht ununterbrochen fleißig, wohlerzogen und eine Freude – na und? Davon geht die Welt nicht unter. Sie sind nicht perfekt, und das müssen Sie auch nicht sein.

Der Mütter-TÜV

Wenn Sie zu den Müttern gehören, die bei dem Wort „Selbstfürsorge" die Augen verdrehen, möchte ich Sie bitten, über Folgendes nachzudenken:

- Sie laden regelmäßig Updates für Ihr Handy.
- Sie bringen Ihr Auto zur Inspektion.
- Sie gehen mit Ihrem Kind zu den Vorsorgeuntersuchungen.
- Sie machen zweimal im Jahr einen Kontrolltermin beim Zahnarzt.
- Sie fahren mit dem Hund zum Tierarzt.

Wenn Handy, Auto, Kind, Zähne, Hund usw. Ihre Fürsorge verdienen, warum dann nicht auch Sie selbst?

Es ist kein Zeichen von Schwäche, sich gut um sich selbst zu **Achten Sie** kümmern! In einer Welt, in der der Einzelne immer **auf sich!** mehr sich selbst überlassen ist, in der wir nicht mehr aufgefangen und geborgen sind wie früher in Großfamilien, Dorfgemeinschaften oder Traditionen, ist es tatsächlich eine Notwendigkeit, Selbstfürsorge zu lernen und zu praktizieren.

Sie sind wichtig. Wenn Sie das verstehen, ist der Anfang für einen fürsorglichen Umgang mit sich selbst gemacht. Stellen Sie sich vor, es gäbe einen Mütter-TÜV. In der Werkstatt (also Freunden und Familie) müssten Sie beweisen, dass es Ihnen gut geht und dass Sie gut für sich selbst sorgen. Dazu sollten Sie möglichst viele der folgenden Fragen mit „Ja" beantworten:

Ein für-sorglicher Umgang mit sich selbst ist wichtig

- Schlafen Sie genug?
- Machen Sie im Laufe des Tages immer mal wieder eine kleine Pause?
- Essen Sie regelmäßig?
- Legen Sie sich für ein paar Minuten aufs Sofa, wenn Sie erschöpft sind, statt sich mit Kaffee aufzuputschen?
- Reden Sie freundlich mit sich selbst?
- Behandeln Sie sich selbst so, wie Sie Ihre beste Freundin behandeln würden?

Dabei kann Ihnen auch folgendes Mantra helfen:

Ich bin wichtig. Nicht nur als Ehefrau, Partnerin, Mutter, Tochter, Schwiegertochter, Arbeitnehmerin und in all den anderen Rollen, die ich im Leben ausfülle. ICH bin wichtig. Als der Mensch, der ich bin. Als die Frau, die ich bin. ICH bin WICHTIG.

Und ich bin einzigartig. Kein anderer Mensch auf diesem Planeten ist wie ich. Kein anderer Mensch hat mein Lächeln, meine Begeisterungsfähigkeit, meine Art, den Kaffeebecher zu halten, meine Methode, sich die Zähne zu putzen, geschweige denn mein Talent im Kopfrechnen.

Ohne mich
wäre die Welt nicht vollständig,
würde die Sonne nicht so hell scheinen,
würden die Vögel morgens nicht so laut singen
und die Sterne nachts nicht so hell funkeln.

Zu den Übungen

Wenn Sie die hier vorgestellten Übungen machen, legen Sie die Messlatte bitte nicht zu hoch. Seien Sie geduldig und freundlich mit sich selbst. Sie müssen nicht nach einem Tag schon Entspannungs-Weltmeisterin sein. Halten Sie es wie Beppo Straßenkehrer aus *Momo*: jeden Tag ein wenig, immer ein Schritt nach dem anderen.

An manchen Tagen wird Ihnen das gut gelingen, an anderen weniger und an dem einen oder anderen Tag vielleicht auch gar nicht. Das macht nichts. Lassen Sie sich nicht beirren. Üben Sie einfach immer weiter. Bei dem hohen Stresspegel, mit dem Sie als Mutter ganz selbstverständlich leben, wirkt sich schon ein klein wenig Entspannung enorm positiv auf Sie, aber auch auf Ihre Kinder, Ihre Familie und Ihre ganze Umgebung aus.

Ich wünsche Ihnen viel Freude beim Üben und hoffe, Sie finden auf den folgenden Seiten Ihre ganz persönlichen Lieblings-Entspannungsmethoden.

Die Entspannungsübungen

Die folgenden Übungen können Sie für Ihre Umwelt nahezu unauffällig, z.B. im Auto, an der Kasse im Supermarkt oder in einer kurzen Kaffeepause im Büro durchführen.

„Füße" sagen

Wie geht das?
Wenn Sie in einer Stresssituation sind, Ihr Kopf so voll ist, dass er schwirrt, oder Sie zu viel am Bildschirm gearbeitet haben, sagen oder denken Sie einfach das Wort „Füße", 1 Mal oder mehrmals, je nachdem, was Ihnen angenehm ist.

Was bewirkt das?
Ihre Aufmerksamkeit wird in Sekundenschnelle auf Ihre Füße gelenkt. Sie spüren den Boden unter den Füßen, entspannen sich und Ihr Kopf wird wieder klar.

Sonne tanken

An Tagen ohne Sonne können Sie sich auch einfach nur vorstellen, dass Sie das Gesicht in die Sonne halten.

Wie geht das?

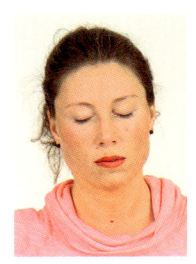

- Nutzen Sie ein paar Sonnenstrahlen für einen kleinen Moment der Entspannung.
- Halten Sie das Gesicht mit geschlossenen Augen in die Sonne, spüren Sie die Wärme auf Ihrer Haut und auf den Augenlidern.
- Saugen Sie Licht und Wärme förmlich in sich auf.

Was bewirkt das?

Die ultravioletten Strahlen des Sonnenlichts wirken positiv auf den Atemrhythmus, auf die Durchblutung, die Drüsentätigkeit und den Stoffwechsel. Sie stärken das Immunsystem und helfen, den Blutdruck und den Cholesterinspiegel zu senken.

Vornüberbeugen und wieder aufrichten

Auch geeignet für Kinder ab dem Kindergartenalter.

Wie geht das?

- Beugen Sie sich mit Kopf und Oberkörper so weit nach vorn, wie es Ihnen angenehm ist.

17

- Die Hände hängen locker herunter, die Fingerspitzen zeigen Richtung Boden.
- Atmen Sie ein und richten Sie sich dabei lang-sam wieder auf.

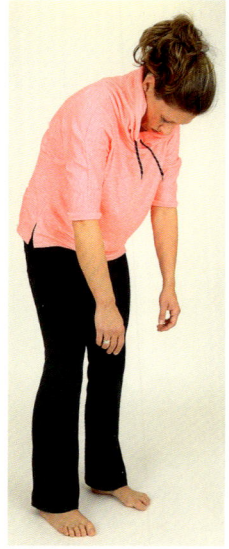

- Heben Sie die Arme parallel zueinander ausge-streckt über den Kopf, bleiben Sie einen

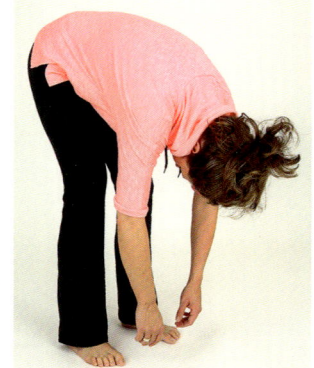

Moment so stehen und atmen Sie dann aus.

Was bewirkt das?
Diese Übung regt den Kreislauf an, bringt Sie körperlich, seelisch und geistig wieder in Schwung und aktiviert die Lebensfreude.

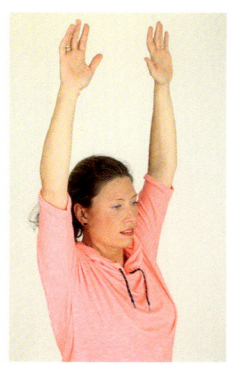

Wenn Sie 5 Minuten Zeit haben

Diese Übungen eignen sich, wenn die Kinder spielen, Sie irgendwo warten müssen oder für ein paar Minuten ungestört sind.

Augen-Qi-Gong

Wie geht das?
- Diese Übung können Sie im Sitzen, Stehen oder Liegen ausführen.
- Schließen Sie die Augen und atmen Sie einige Male ruhig und tief in den Bauch hinein.
- Richten Sie Ihre Aufmerksamkeit auf Ihre Leber und formulieren Sie in Gedanken oder auch laut, je nachdem, wo Sie üben, ein langgezogenes „Shi".
- Atmen Sie aus und stellen Sie sich vor, wie die Augen nach hinten und nach unten sinken, bis in die Leber hinein.
- Verbinden Sie in Ihrer Vorstellung Augen und Leber miteinander und stellen Sie sich den Energiefluss zwischen ihnen bildlich vor.

Was bewirkt das?
Zwischen den Augen und der Leber besteht eine energetische Verbindung. Die Visualisierung in Kombination mit dem Leberlaut „Shi" ermöglicht eine tiefe körperliche und seelische Entspannung.

Der Baum

Auch geeignet für Kinder ab dem Grundschulalter.

Wie geht das?
- Stellen Sie sich aufrecht hin, die Füße sind geschlossen.
- Legen Sie die Handflächen vor der Brust zusammen.
- Heben Sie den rechten

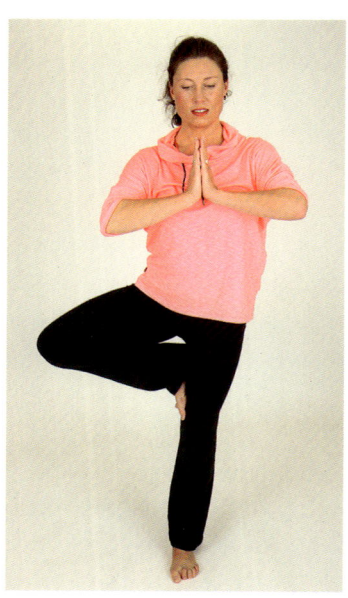
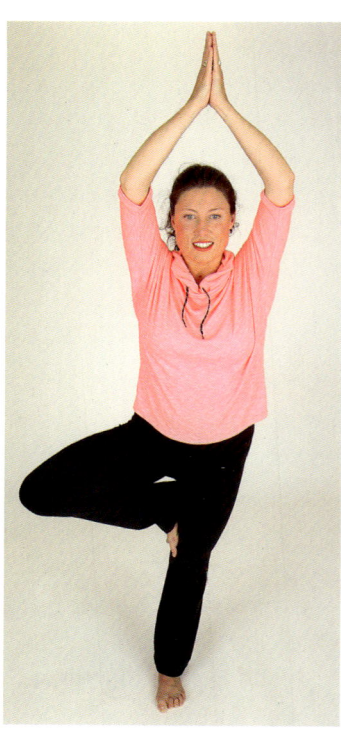

Fuß und legen Sie die Sohle an die Innenseite des linken
Oberschenkels.
- Heben Sie die Arme über den Kopf. Die Handflächen
bleiben dabei aneinandergelegt.

Was bewirkt das?
Diese Yoga-Übung bringt Körper und Seele ins Gleichgewicht.
Regelmäßig praktiziert hilft sie Ihnen (und Ihrem Kind), auch in
anstrengenden Zeiten in der eigenen Mitte zu ruhen.

Der Löwe

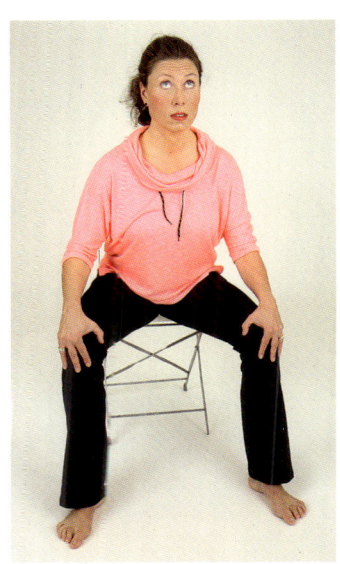

Wie geht das?
- Nehmen Sie eine ange-
nehme Sitzhaltung ein.
- Beugen Sie sich leicht nach
vorn und legen Sie die ge-
spreizten Hände mit leich-
tem Druck auf die Knie.
- Lassen Sie die Schultern
sinken.
- Reißen Sie die Augen weit
auf und strecken Sie die
Zunge so weit heraus, wie
es Ihnen möglich ist.

21

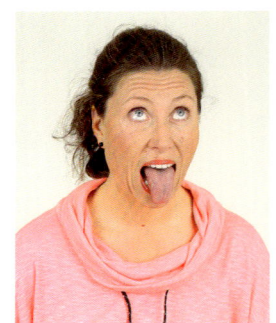

- Schauen Sie auf den Punkt zwischen Ihren Augenbrauen und atmen Sie tief ein.
- Spüren Sie tief im Bauchraum Ihre Kraft.
- Lassen Sie sie anwachsen und aufsteigen, bis aus Ihrer Kehle ein Laut kommt, der an das Brüllen eines Löwen erinnert.

Was bewirkt das?
Diese Übung aus dem Hatha-Yoga wirkt seelisch befreiend und löst körperliche Anspannung und Verkrampfungen im gesamten Körper, vor allem im Oberkörper und im Kiefer.

Die Libelle
Auch geeignet für Kinder ab dem Grundschulalter.

Wie geht das?
- Setzen Sie sich aufrecht auf den Boden oder auf eine Decke bzw. ein Kissen und grätschen Sie langsam und vorsichtig die Beine, soweit Ihnen das ohne Schwierigkeiten möglich ist.
- Machen Sie nun den Rücken rund und beugen Sie sich langsam nach vorn Richtung Boden.

22

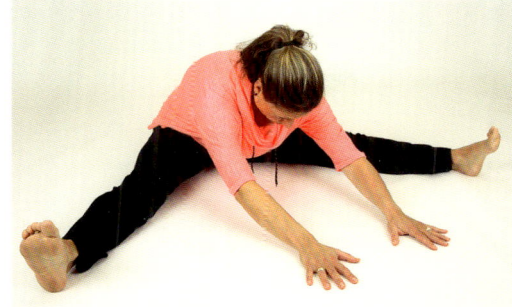

- Strecken Sie die Arme parallel nach vorn auf dem Boden aus, die Finger sind leicht gespreizt.
- Der Kopf muss den Boden nicht berühren. Halten Sie ihn so entspannt wie möglich, schauen Sie auf den Boden oder schließen Sie die Augen.

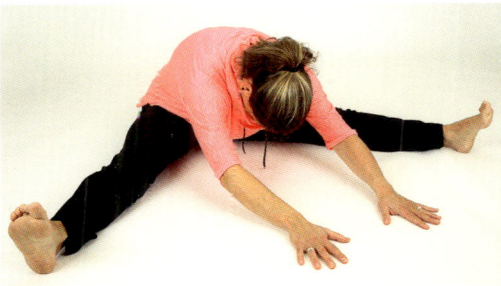

- Entspannen Sie nun Ihren gesamten Körper in diese Position hinein.

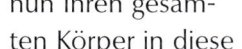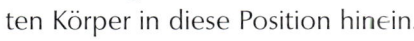

- Lassen Sie Ihren Atem ruhig fließen.
- Halten Sie diese Position für den Anfang eine Minute, später bis zu drei Minuten.

Was bewirkt das?

Diese Übung aus dem Yin-Yoga wird ohne Muskelanspannung ausgeführt und entspannt den Körper bis in die tiefen Binde-

23

gewebsschichten hinein, bis in die Knochen und Gelenke. Das Halten dieser Position beruhigt Körper, Geist und Seele. Sie kommen wieder ganz bei sich selbst an und finden Ihre Mitte.

Drehen um die eigene Achse
Auch geeignet für Kinder ab dem Kindergartenalter.

Wie geht das?
- Stellen Sie sich aufrecht hin, die Füße stehen parallel und hüftbreit auseinander, die Knie sind leicht gebeugt.

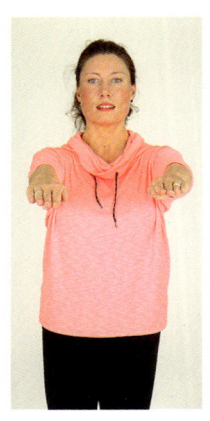 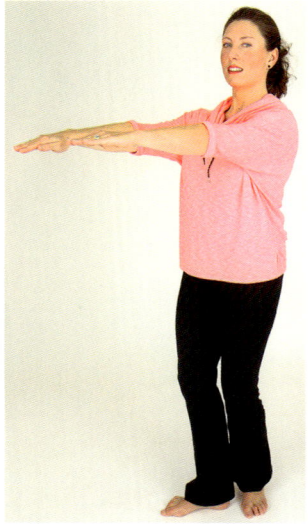 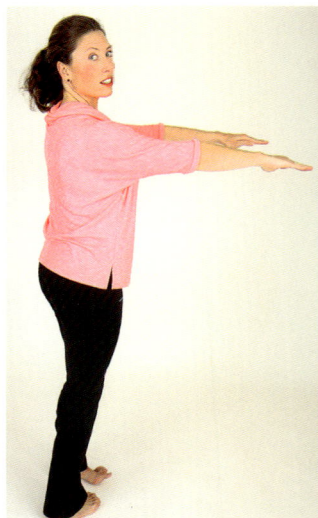

- Schließen Sie die Augen und richten Sie Ihre Aufmerksamkeit nach innen. Öffnen Sie die Augen wieder.
- Strecken Sie die Arme auf Schulterhöhe nach vorn, die Handinnenflächen zeigen nach unten, die Finger liegen aneinander. Falls es Ihnen angenehmer ist, können Sie die Arme auch zur Seite ausbreiten.
- Wählen Sie einen Fixpunkt für Ihre Augen, möglichst vor Ihnen, auf Augenhöhe.
- Beginnen Sie nun, sich im Uhrzeigersinn auf der Stelle zu drehen.

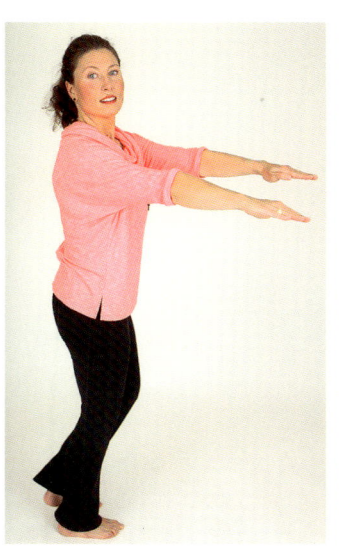 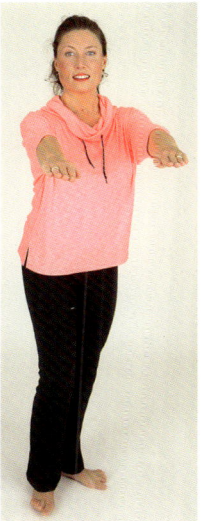 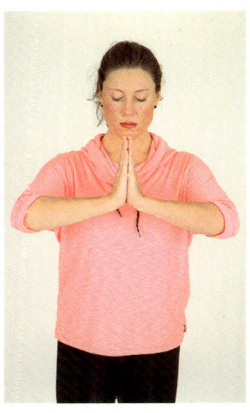

- Dabei findet Ihr Blick bei jeder Drehung den Fixpunkt wieder.
- Beginnen Sie mit 3 Drehungen. Wenn Sie geübt sind, können Sie die Übung bis auf maximal 8 Drehungen steigern.
- Nach der letzten Drehung stehen Sie wieder in Ihrer Ausgangsposition.
- Legen Sie die Handflächen auf der Höhe des Herzens aneinander und konzentrieren Sie sich auf Ihre Daumen.
- Bleiben Sie so lange stehen, bis Ihnen nicht mehr schwindlig ist.

Was bewirkt das?

Diese Übung aus der Reihe „Die Fünf Tibeter" trainiert den Gleichgewichtssinn, sowohl körperlich als auch seelisch, bringt gestaute Energien wieder in den Fluss und fördert eine gelassene Einstellung zu den Dingen.

Entspannte Augen
Auch geeignet für Kinder ab dem Grundschulalter.

Wie geht das?

- Suchen Sie sich im Sitzen oder Stehen zwei Fixpunkte im Raum, ungefähr auf gleicher Höhe, einen rechts und einen links von Ihnen. Schauen Sie erst eine Weile auf den einen und wechseln Sie dann mit Ihrem Blick zu dem anderen.

- Bewegen Sie Ihre Augen mal schneller, mal langsamer zwischen den beiden Punkten hin und her.
- Wiederholen Sie dies mindestens 5 Mal, damit Entspannung eintritt. Wenn es Ihnen angenehm ist, können Sie Ihre Augen auch öfter zwischen den beiden Fixpunkten hin- und herbewegen.

Was bewirkt das?

Diese Übung hilft Ihnen, geistig und körperlich zu entspannen. Ihr Gedankenkarussell wird gestoppt, die Sorgenschleife unterbrochen und Ihr Körper erhält durch diese Entspannung die Möglichkeit, die Selbstheilungskräfte wirken zu lassen.

Entspannte Zunge

Wie geht das?

- Konzentrieren Sie sich auf den Zungengrund, also auf die Wurzel der Zunge. Was können Sie dort spüren?
- Wandern Sie mit Ihrer Aufmerksamkeit vom Zungengrund an der rechten Seite der Zunge entlang bis zur Zungenspitze, dann auf der linken Seite zurück zum Zungengrund. Wie fühlt sich das an?
- Zum Schluss bewegen Sie die Zunge leicht und atmen einige Male tief ein und aus.

Was bewirkt das?
Wenn sich die Zunge entspannt, entspannt sich auch der untere Teil des Körpers, vor allem der Beckenboden. In der Mundhöhle und im Becken sind laut Traditioneller Chinesischer Medizin alle Meridiane vorhanden. Ist der Mundraum und besonders die Zunge entspannt, kann sich auch der Beckenboden entspannen. Becken und Beine werden wieder besser durchblutet und durchwärmt. So bekommen Sie Bodenhaftung und der gesamte Körper kann sich entspannen.

Fröhliches Herz
Auch geeignet für Kinder ab dem Kindergartenalter.

Wie geht das?

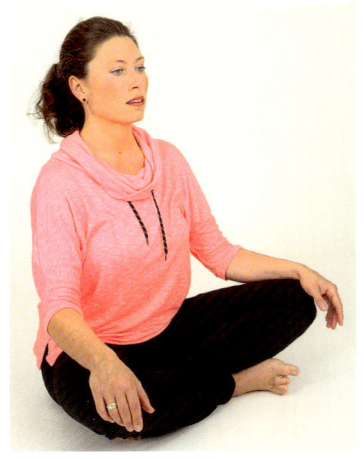

- Setzen Sie sich im Schneidersitz auf den Boden.
- Legen Sie die Arme über Kreuz, sodass die linke Hand auf dem rechten Knie ruht und die rechte Hand auf dem linken Knie.
- Üben Sie mit den Händen sanften Druck aus, sodass die Knie noch ein

wenig Richtung Boden sinken.

- Beugen Sie sich nun langsam nach vorn, so weit es Ihnen möglich ist.
- Bleiben Sie in dieser Position, entspannen Sie alle Muskeln und atmen Sie 2 Mal ruhig und tief.
- Richten Sie sich vorsichtig wieder auf und lösen Sie die Position.
- Bleiben Sie noch einen Augenblick sitzen und spüren Sie nach.

Was bewirkt das?

Diese Meridianübung aus dem Do-In, einem Bestandteil der Traditionellen Chinesischen Medizin, harmonisiert den sogenannten Dreifach-Erwärmer-Meridian, der nach Auffassung der Chinesischen Medizin Energie ansammelt

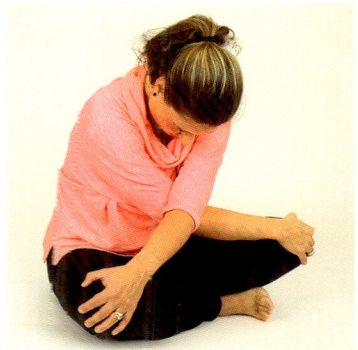

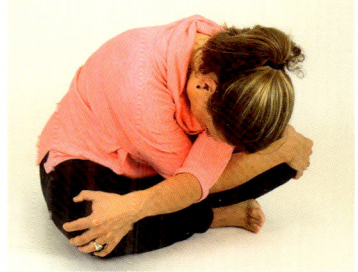

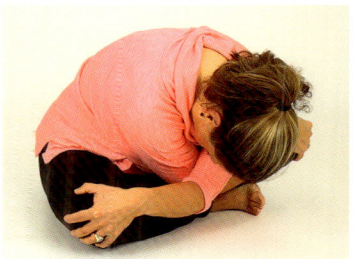

29

und sie im Körper verteilt. Er wirkt entspannend auf das Nervensystem und verhilft zu Ruhe und Ausgeglichenheit. Er verläuft vom inneren Nagelwinkel des Ringfingers über Handrücken, Handgelenk und Unterarm zum Ellbogen, weiter an der hinteren Außenseite des Oberarms, über die Schulter und das Schläfenbein von hinten über das Ohr bis zum äußeren Ende der Augenbraue, dort, wo die Lachfältchen sind. Ist er im Ungleichgewicht, kann das zu Symptomen wie Herzunruhe oder Herzrasen führen.

Happy Baby
Auch geeignet für Kinder ab dem Kindergartenalter.

Wie geht das?
- Legen Sie sich auf einer Decke oder Yogamatte auf den Rücken.
- Winkeln Sie die Beine an.
- Umfassen Sie mit beiden Händen die Außenseiten der Fußsohlen, heben Sie die Beine angewinkelt so weit Richtung Decke, wie es Ihnen ohne Probleme möglich ist, und öffnen Sie sie zu einem V. Ziehen Sie die Beine dann sanft und vorsichtig auseinander.
- Falls es Ihnen leichter fällt, können Sie die Beine auch von außen umfassen.
- Schaukeln Sie nun leicht nach links und rechts.

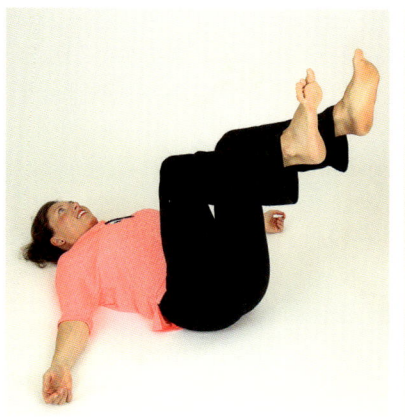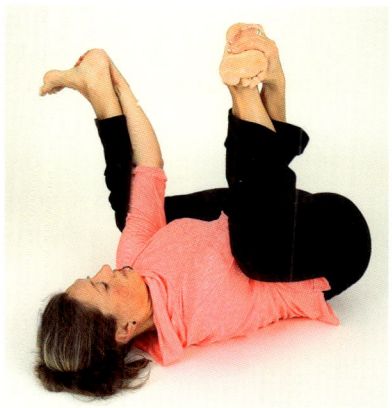

- Achten Sie darauf, dass Nacken und Schultern entspannt bleiben.
- Wiederholen Sie dies mindestens 2 bis 3 Mal, so, wie es Ihnen angenehm ist.
- Dann lassen Sie die Fußsohlen los und legen die Beine langsam wieder auf dem Boden ab.
- Bleiben Sie noch liegen und spüren Sie nach.

Was bewirkt das?
Die sanfte Dehnung der Wirbelsäule, das Schaukeln und die leichte Massage der Bauchorgane sorgen für eine tiefe Entspannung des gesamten Körpers. Es entsteht ein Gefühl von Gelassenheit, Leichtigkeit und Lebensfreude.

31

Hüpfen und Schütteln

Auch geeignet für Kinder ab dem Kindergartenalter.

Wie geht das?

- Stellen Sie sich aufrecht hin und suchen Sie mit den Augen einen Fixpunkt: die Uhr an der Wand, ein Bild, einen Baum vor dem Fenster etc.
- Beginnen Sie nun auf der Stelle zu hüpfen und schütteln Sie dabei nach und nach Schultern, Arme, Hände, Finger, Beine und Füße aus.
- Nach einer Minute machen Sie eine Pause.
- Schließen Sie die Augen und konzentrieren Sie sich auf Ihr Körpergefühl: Was hat sich verändert?
- Wenn Ihr Atem wieder ruhig geht, hüpfen Sie eine weitere Minute auf der Stelle.
- Schließen Sie erneut die Augen und spüren Sie nach, was sich jetzt anders anfühlt als vorher.

Was bewirkt das?

Die Hüpf- und Schüttelbewegungen lösen Verspannungen, Blockaden und Anspannung in Körper, Geist und Seele. Sie wirken stressabbauend und befreiend. Mit ihrer Hilfe können Sie Stresssymptomen und Schmerzen vorbeugen oder in Stresszeiten schnell und einfach entspannen.

Kontakt zu meiner Quelle

Diese Übung ist sehr hilfreich bei Erschöpfung durch Schlafmangel.

Wie geht das?

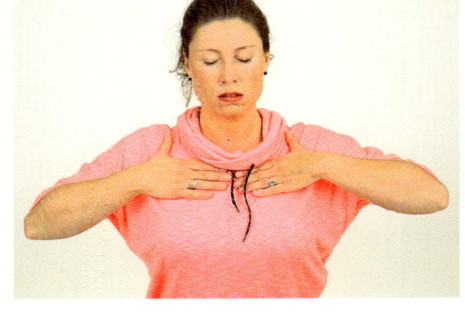

- Legen Sie im Sitzen die Fingerspitzen beider Hände ganz sanft nebeneinander unterhalb des Schlüsselbeins.
- Die Daumenspitzen liegen an den Schultern.
- Schließen Sie die Augen und bleiben Sie in dieser Position ein paar Minuten bzw. so lange, wie es Ihnen angenehm ist.

Was bewirkt das?

Diese Übung aktiviert den sogenannten Energiepunkt 22. Er wirkt körperlich positiv auf Schilddrüse, Hormonsystem und Blutdruck. Auf seelischer Ebene kann er Erschöpfung und das Gefühl, nicht weiterzukönnen, positiv beeinflussen. Er liegt im Winkel zwischen dem Schlüsselbein und dem Brustbein. Der sanfte Druck auf diesen Energiepunkt beruhigt die Atmung, entspannt und schafft Wohlgefühl. Sie kommen wieder in Kontakt zu sich selbst und können die Kraftquelle in sich spüren.

33

Die liegende 8

Auch geeignet für Kinder ab dem Grundschulalter.

Wie geht das?
- Stellen Sie sich im Sitzen oder Stehen eine auf dem Boden liegende 8 vor.
- Benutzen Sie Ihre Nasenspitze wie einen Stift und fahren Sie im Uhrzeigersinn mit der Nasenspitze die Linien der 8 nach.
- Wiederholen Sie diesen Bewegungsablauf 10 Mal. Dann lassen Sie die Augen entspannen, indem Sie z. B. aus dem Fenster schauen, und wiederholen Sie anschließend die Bewegung weitere 10 Mal.

Was bewirkt das?
Diese Übung ist wohltuend für Augen und Nacken und aktiviert die Brücke zwischen der rechten und der linken Gehirnhälfte, was die Aufnahmefähigkeit steigert und Körper und Geist entspannt.

Neuronales Gewitter

Auch geeignet für Kinder ab dem Grundschulalter.

Wie geht das?
- Stellen Sie sich aufrecht hin und strecken Sie die Arme in Schulterbreite parallel nach vorn.

- Beginnen Sie nun, den rechten Arm von oben nach unten zu bewegen und gleichzeitig den linken Arm zur Seite und wieder zurück.
- Wiederholen Sie diese Bewegungen eine Minute lang.
- Machen Sie eine kurze Pause.
- Wechseln Sie dann die Seiten.

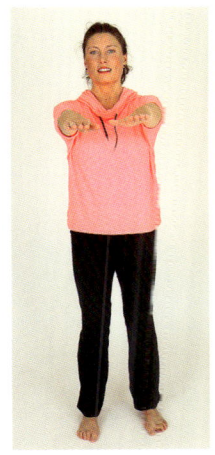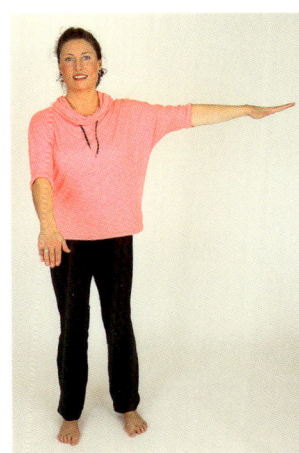

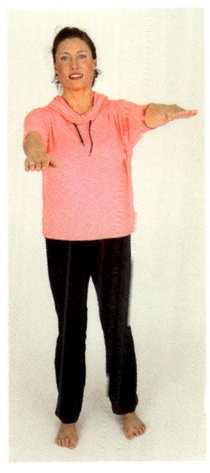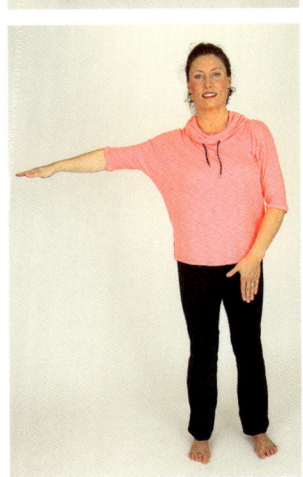

Was bewirkt das? Was hier so kompliziert klingt, bedeutet für das Gehirn Entspannung. Die Zusammenarbeit der beiden Gehirnhälften wird verbessert und die Konzentrationsfähigkeit gestärkt. Üben Sie mit Ihrem Kind gemeinsam, danach werden Sie sich beide geistig wach und erfrischt fühlen.

Schulterbrücke

Wie geht das?

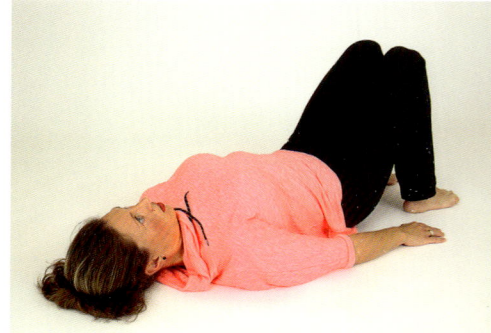

- Legen Sie sich auf einer Decke oder Yogamatte auf den Rücken.
- Die Füße sind hüftbreit aufgestellt, die Knöchel in einer Linie mit den Knien.
- Die Arme liegen neben dem Körper, die Handflächen zeigen nach unten.

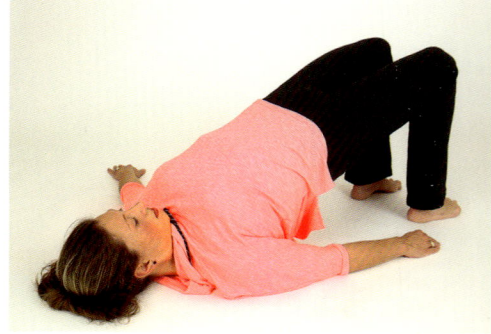

- Atmen Sie ein und stellen Sie sich vor, Sie ziehen das Schambein Richtung Bauchnabel.

- Heben Sie nun Hüfte und Po an.
- Das Körpergewicht ruht jetzt auf Ihren Schultern und Armen. Achten Sie darauf, dass der Nacken lang und entspannt bleibt.
- Atmen Sie in dieser Position ein paar Mal tief ein und aus.

Was bewirkt das?

Diese Yoga-Position ist besonders geeignet für Mütter mit Babys. Die vom Babytragen verspannten Muskeln in Nacken, Schultern und Rücken entspannen sich und gleichzeitig wird Ihr Beckenboden wohltuend gestärkt, was sich positiv auf den Rückbildungsprozess auswirkt.

Shaakini-Mudra

Mudras, auch Finger-Yoga genannt, sind Gesten, die mit den Händen und Fingern ausgeführt werden. Sie wirken körperlich und seelisch entspannend oder auch aufbauend, harmonisierend und stärkend. Shaakini ist eine weibliche Gottheit, die dem Kehlkopfchakra zugeordnet wird.

Wie geht das?

- Halten Sie die Handinnenflächen waagrecht mit den Fingerspitzen zueinander zeigend in Höhe des Herzens vor den Körper.

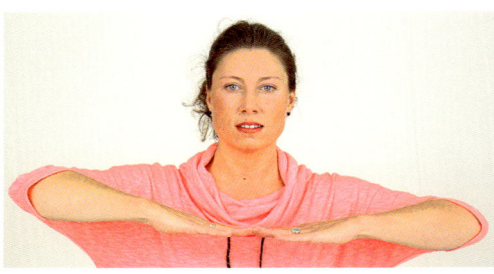

- Schieben Sie den Daumen der rechten Hand zwischen Zeige- und Mittelfinger der linken Hand hindurch bis zur Handinnenfläche und drücken Sie leicht.
- Die Finger der rechten Hand legen Sie um die linke Hand. Diese üben von hinten sanften Druck auf den Handrücken der linken Hand aus.
- Dieses Mudra wird zwischen 7 und 21 Atemzüge lang gehalten.

Was bewirkt das?
Dieses Mudra löst Verspannungen im Oberkörper, vor allem im Nacken und im Kiefer. Der Energiefluss zwischen Kopf, Herz und Bauch wird harmonisiert und gestärkt, Sie tanken wieder Kraft. Außerdem kräftigt es die Stimme, was wiederum dazu beiträgt, dass Sie sich Ihrer selbst mehr bewusst sind und häufiger in Ihrer Mitte ruhen.

Shankh-Mudra

„Shankh" ist das Wort für Muschelhorn, das beim Halten dieses Mudras entsteht.

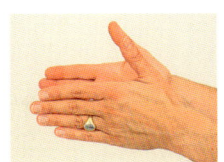

Wie geht das?

- Halten Sie die Hände mit den Handflächen zueinander in Schulterhöhe.
- Umfassen Sie mit den 4 Fingern der rechten Hand den linken Daumen.

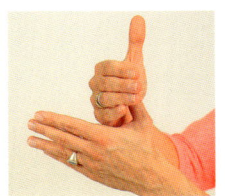

- Die übrigen Finger und der Daumen zeigen senkrecht nach oben.
- Legen Sie nun die Spitzen von Zeige-, Mittel- und Ringfinger der linken Hand zusammen an den Daumen der rechten Hand.

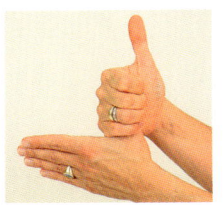

- Der kleine Finger der linken Hand liegt locker auf dem Grundgelenk des rechten Zeigefingers.
- Sie können dieses Mudra 3 Mal täglich bis zu jeweils 15 Minuten halten.

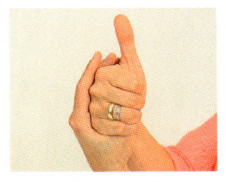

Was bewirkt das?

Dieses Mudra wirkt wunderbar beruhigend und entspannend in Zeiten der Veränderung. Es hilft auch in Situationen, in denen Sie sich unsicher fühlen.

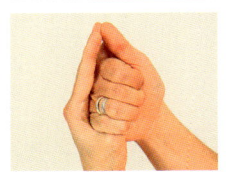

Sich selbst umarmen

Wie geht das?
- Lehnen Sie sich an eine Wand. Achten Sie darauf, dass Sie auf einem rutschfesten Untergrund stehen.
- Stellen Sie sich vor, dass Ihr linker Fuß mit der Erde fest verwurzelt ist.
- Heben Sie Ihr rechtes Bein und legen Sie den Knöchel auf dem linken Knie ab.

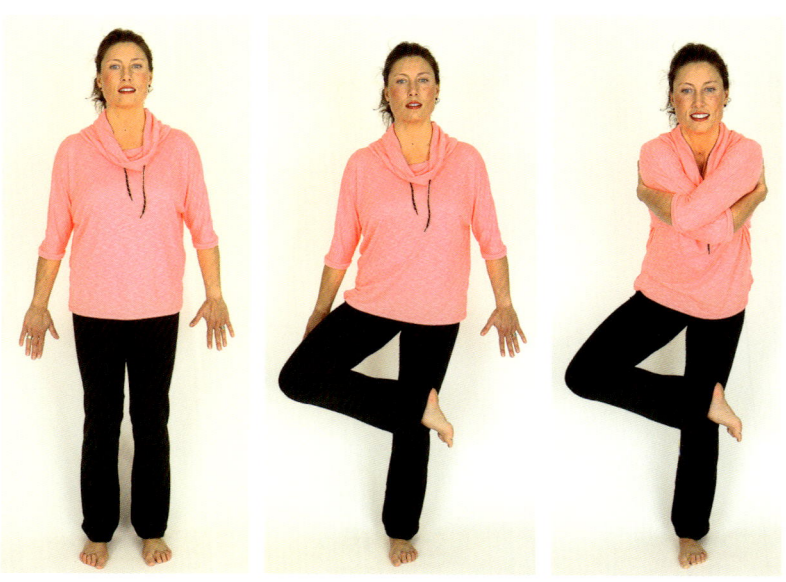

- Schlingen Sie beide Arme um sich und atmen Sie tief.
- Beugen Sie sich langsam und vorsichtig etwas nach vorn (wie wenn man sich im Gespräch jemandem zuwendet) und stellen Sie sich vor, Sie ruhen in sich selbst und tanken dort neue Kraft.

Was bewirkt das?

Diese Übung entstammt dem klassischen Shiatsu für die Elemente Metall, Erde, Feuer, Wasser. ergänzendes Feuer und Holz, die auf die Organuhr abgestimmt sind und allein, also aktiv, durchgeführt werden können Sie schützt Sie vor Stress, schenkt seelische und körperliche Wärme und stärkt das Immunsystem. Die Selbstumarmung schafft darüber hinaus ein Gefühl der Sicherheit und Geborgenheit.

Stirnbeinhöcker massieren

Wie geht das?

- Heben Sie im Sitzen beide Hände parallel hoch, wobei die Handinnenflächen nach unten zeigen, die Finger aneinanderliegen und leicht gebeugt sind.
- Legen Sie nun die Fingerspitzen der rechten Hand nebeneinander von oben auf den Stirnbeinhöcker (ca. 3 Fingerbreit über den Augenbrauen` über dem linken Auge.

- Entsprechend legen Sie die Fingerspitzen der linken Hand auf den Stirnbeinhöcker über dem rechten Auge.
- Versuchen Sie diese ungewohnte Position ca. 30 Sekunden lang zu halten und massieren Sie die beiden Stirnbeinhöcker mit den Fingerspitzen so kräftig wie möglich.
- Lassen Sie sehr langsam los, sodass der Druck noch weiter spürbar ist.

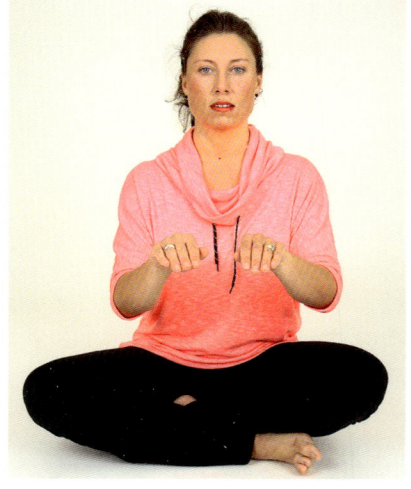

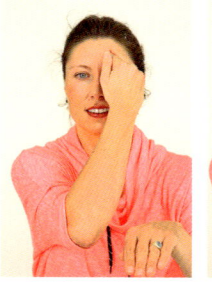
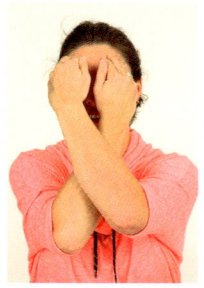

Was bewirkt das?

Diese Übung aus der Kinesiologie hat eine sehr wohltuende und beruhigende Wirkung, wenn Sie aufgebracht sind. Außerdem schenkt sie Ihnen Kraft und Klarheit. Die Stirnbeinhöcker werden auch „Stressreduktionspunkte" genannt.

Wenn Sie 10 Minuten Zeit haben

Diese Übungen eignen sich gut für kleine Pausen im Büro oder zu Hause. Bis auf den Bogenschützen können Sie alle Übungen auch im Auto ausführen, z. B. während Sie auf Ihre Kinder warten.

Augen palmieren

Diese Übung stammt von William Bates, dem Begründer des Augentrainings. Sie ist auch für Kinder ab dem Kindergartenalter geeignet.

Wie geht das?

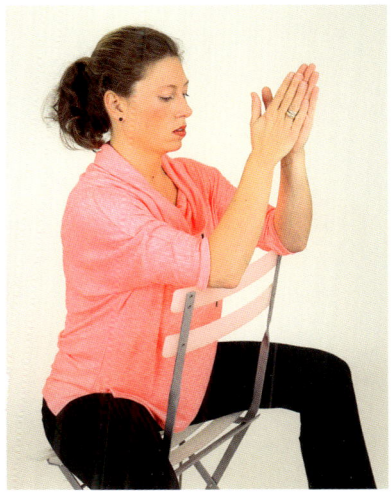

- Sie können die Übung im Sitzen oder im Liegen durchführen.
- Waschen Sie sich zunächst die Hände.
- Achten Sie beim Üben bitte darauf, dass Brust- und Halswirbelsäule in einer Linie und die Schultern gelockert sind. Arme und Schultern müssen

43

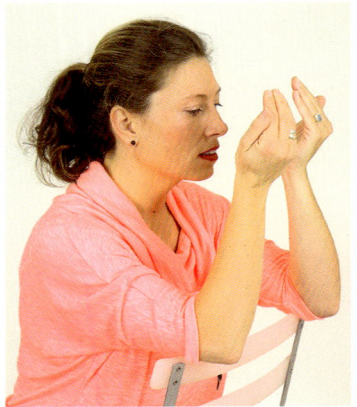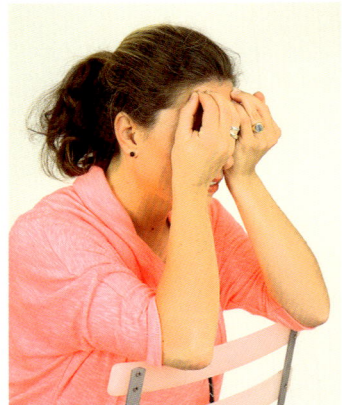

abgestützt werden (z. B. auf einem Tisch), damit Sie sich vollkommen entspannen können.

- Reiben Sie die Handflächen so lange aneinander, bis Ihre Hände sich angenehm warm anfühlen.
- Formen Sie mit den Händen jeweils ein Schüsselchen, indem Sie die Finger Richtung Handfläche beugen. Legen Sie diese Schüsselchen über die Augen. Die Handballen liegen dabei auf den Wangenknochen, die Fingerspitzen über den Augenbrauen.
- Atmen Sie ruhig und tief in den Bauch.
- Stellen Sie sich vor, dass Ihre Augen geborgen sind und sich ausruhen können, ebenso Kopf, Nacken, Schultern, Oberkörper usw.

Was bewirkt das?

Diese Übung sorgt für eine tief gehende Entspannung des Sehapparats, des gesamten Nervensystems sowie des ganzen Körpers. Es entsteht ein Gefühl von In-sich-geborgen-Sein, von großer Ruhe und Frieden.

Das innere Lächeln

Wie geht das?

- Sie können diese Übung im Sitzen, Liegen oder auch im Stehen durchführen.
- Stellen Sie sich vor, dass in Ihrem Inneren ein Lächeln entsteht.
- Leiten Sie dieses Lächeln gedanklich zum Scheitelpunkt und von dort durch Ihren Körper. Zu jeder Station bringt Ihr Lächeln Entspannung, Wärme und Freude: Augen, Ohren, Nase, Mund, Kiefer, Kehle, Nacken, Thymusdrüse, Herz, Lungen, Leber, Nieren, Milz, Becken, Verdauungsorgane.
- Dann schicken Sie das Lächeln zurück zum Scheitelpunkt und stellen sich vor, dass es Ihren gesamten Körper umhüllt.

Was bewirkt das?

Diese alte Qi-Gong-Übung entspannt und harmonisiert alle Organe, stärkt die Selbstwahrnehmung und leitet so heilsame Achtsamkeit durch den gesamten Organismus.

Der Bogenschütze

Wie geht das?
- Stellen Sie sich aufrecht hin.
- Gehen Sie dann in den Ausfallschritt. Das rechte Bein ist vorn.
- Drehen Sie sich nun ein wenig nach rechts und strecken Sie den rechten Arm in Schulterhöhe nach vorn.
- Dabei weist der Daumen nach rechts, die übrigen Finger sind leicht eingerollt.
- Stellen Sie sich nun vor, Sie halten in der linken Hand eine Bogensehne. Um diese zu spannen, führen Sie die linke Hand an die rechte.

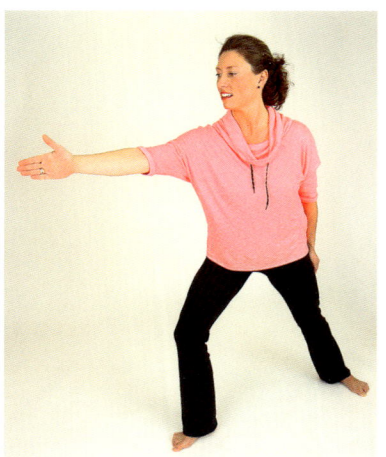 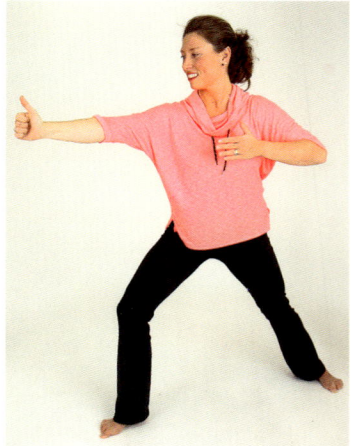

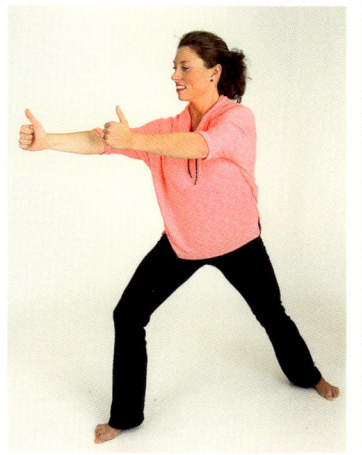
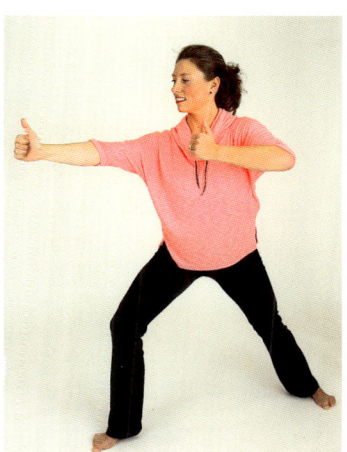

- Dann winkeln Sie den linken Arm auf Schulterhöhe an und ziehen ihn zurück.
- Der Daumen weist dabei nach oben, die übrigen Finger sind leicht eingerollt.
- Halten Sie die Spannung und atmen Sie ein paar Mal ruhig und tief.

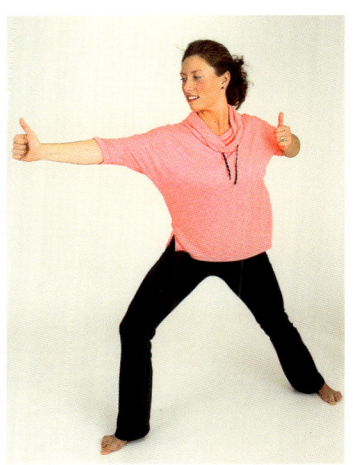

- Anschließend die Seiten wechseln.
- Üben Sie diese Haltung 1 Mal auf jeder Seite.

Was bewirkt das?
Diese Übung aus dem klassischen Shiatsu hat eine harmonisierende Wirkung auf das Immunsystem und schenkt Ihnen körperlich, seelisch und geistig neue Kraft.

Finger-Akupressur
Auch geeignet für Kinder ab dem Kindergartenalter.

Wie geht das?
- Legen Sie jeden Finger der linken Hand einzeln, angefangen beim Daumen, in den Handteller der geöffneten rechten Hand. Die Daumenspitze liegt dabei seitlich am Zeigefinger auf.

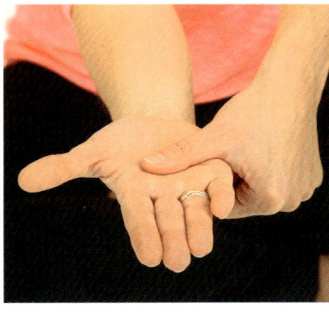 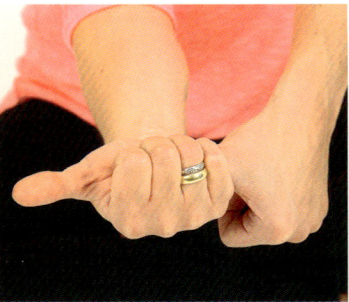

- Schließen Sie vorsichtig die Finger der rechten Hand darüber und halten Sie den jeweiligen Finger für 1 bis 2 Minuten sanft fest.
- Atmen Sie ruhig.
- Wenn möglich, schließen Sie während der Übung die Augen.

Was bewirkt das?

Mit dieser Übung erreichen Sie in kurzer Zeit körperliche und seelische Entspannung. Zeigen Sie die folgenden Positionen auch Ihrem Kind oder üben Sie mit ihm gemeinsam.

Wenn Sie den Daumen umfassen, wird Ihr Atem ruhiger und Verspannungen im Bauch lösen sich.

Beim Halten des Zeigefingers löst sich Anspannung im Brustkorb sowie in der Niere und der Blase. Diese Position ist übrigens sehr hilfreich gegen Ängste aller Art.

Die Akupressur des Mittelfingers kann Ärger auflösen und wirkt positiv auf Leber und Galle sowie auf die Verdauungsorgane.

Wenn Sie den Ringfinger umfassen, entspannen sich Lunge und Dickdarm. Diese Position hilft auch bei Traurigkeit und bei Schlafproblemen.

Beim Halten des kleinen Fingers entspannen sich Augen, Ohren und Herz. Auch leichte depressive Verstimmungen lassen sich mit dieser Position positiv beeinflussen.

Wenn Sie 15 bis 20 Minuten Zeit haben

Diese Übungen eignen sich gut, wenn Sie daheim ungestört sind.

Die Elefantenschaukel
Auch geeignet für Kinder ab dem Kindergartenalter.

Wie geht das?
- Stellen Sie sich aufrecht hin, die Füße parallel in einem Abstand, der Ihnen angenehm ist.

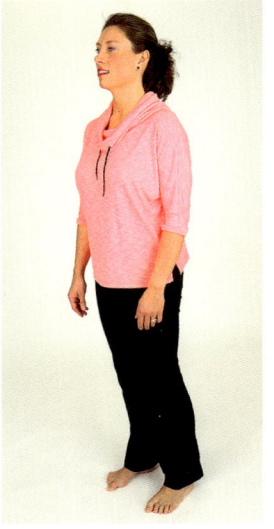 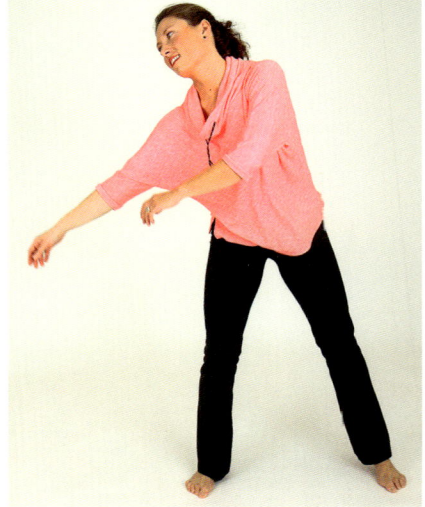

50

- Entspannen Sie alle Muskeln. Die Arme hängen locker von den entspannten Schultern herunter.
- Verlagern Sie nun das Körpergewicht abwechselnd und in gleichmäßigem Rhythmus von einem Fuß auf den anderen, so, wie es Elefanten im Zoo tun. Schwingen Sie langsam und locker – nicht zu schnell und nicht ruckartig.
- Kopf und Schultern gehen mit der Bewegung mit.
- Auch die Arme schwingen mit.
- Atmen Sie ruhig.

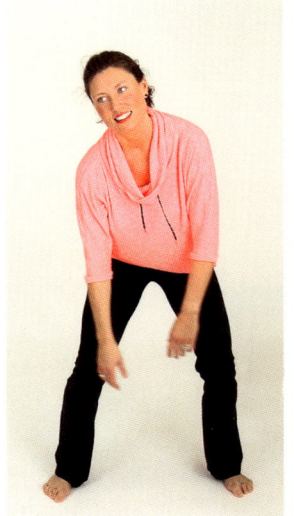
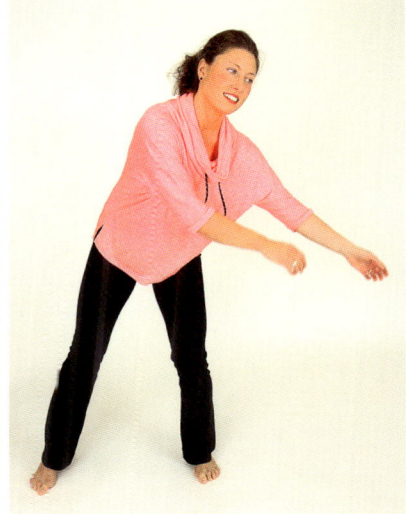

- Achten Sie darauf, dass Sie bequem stehen und alle Muskeln locker bleiben.
- Der Eindruck, dass der Raum in entgegengesetzter Richtung an den Augen vorüberzieht, trägt zur Entspannung der Augenmuskeln bei. Lassen Sie die Bilder an Ihren Augen vorbeiziehen. Fixieren Sie nichts und halten Sie den Blick nicht an.

Was bewirkt das?

Durch die gleichmäßigen Schwingbewegungen wird eine tief greifende Entspannung des gesamten Körpers erreicht. Bis zum 60. Schwung, so heißt es, sind die Muskeln vollkommen entspannt. Bis zum 100. Schwung ist die Wirbelsäule gelockert und die Organe entspannen sich.

Visualisierung: Ich selbst als Baby

Diese Visualisierungsübung möchte ich Ihnen besonders ans Herz legen, wenn Sie wenig Unterstützung haben oder wenn Ihre Beziehung zu Ihrer eigenen Mutter nicht einfach ist.

Wie geht das?

- Legen Sie sich bequem hin. Sorgen Sie dafür, dass Sie es warm genug haben.
- Schließen Sie die Augen und konzentrieren Sie sich auf Ihren Atem.

- Stellen Sie sich nun vor, Sie werden immer kleiner und kleiner, bis Sie die Größe eines neugeborenen Babys erreicht haben. Spüren Sie, wie klein Sie sind und wie hilflos. Aber Sie sind nicht allein. Eine weibliche Person (wenn Sie mögen, Ihre Mutter, sonst eine andere vertraute Frau) nimmt Sie vorsichtig auf den Arm, stützt Ihren Rücken und Ihr Köpfchen und setzt sich mit Ihnen in einen Schaukelstuhl. Sie werden sanft gewiegt und geschaukelt, spüren Wärme und Geborgenheit und können sich vollkommen entspannen. Verweilen Sie bei dieser Vorstellung so lange, wie Sie sich wohlfühlen. Wenn Sie die Übung beenden möchten, bewegen Sie Finger und Zehen leicht, recken und strecken Sie sich und öffnen Sie die Augen.

Was bewirkt das?
Diese Übung verhilft zu tiefer körperlicher, geistiger und seelischer Entspannung und vermittelt Ihnen ein Gefühl von Schutz und Sicherheit. Unser Gehirn unterscheidet nicht zwischen realen Situationen und Szenarien in unserer Vorstellung. Daher lässt sich mit dieser Übung auch Urvertrauen aufbauen und die Beziehung zu Ihrer eigenen Mutter heilen.

Progressive Muskelentspannung

Wie geht das?

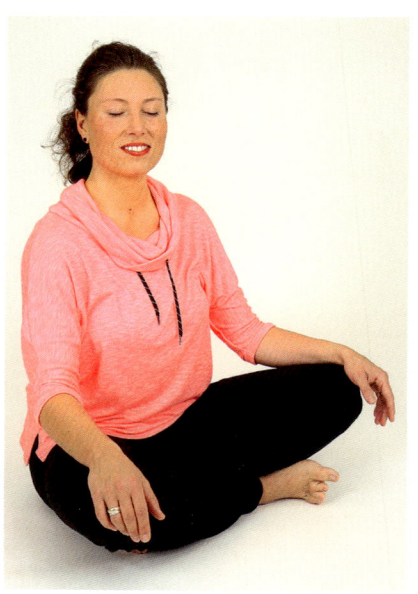

- Schließen Sie im Sitzen oder Liegen die Augen und konzentrieren Sie sich auf Ihre Atmung.
- Spannen Sie der Reihe nach die folgenden Muskelgruppen und Körperteile kurz an und lassen Sie sie abrupt wieder los:
  - Hände
  - Oberarme
  - Kopfhaut und Gesicht
  - Hals und Nacken
  - Brust und Rücken
  - Bauch und Po
  - Oberschenkel und Unterschenkel
  - Füße und Zehen
- Die Kopfhaut wird angespannt, indem Sie gleichzeitig die Augenbrauen hochziehen und die Stirn in Falten legen.

Geübte erreichen eine Anspannung der Kopfhaut bereits durch das Zusammenziehen der Augenbrauen.

Was bewirkt das?
Diese Kurzversion der Progressiven Muskelentspannung versetzt Ihren gesamten Körper in einen Zustand der Wärme und Schwere. Diese tiefe Entspannung ist übrigens auch die beste Voraussetzung fürs Gesundwerden.

Die Autorin

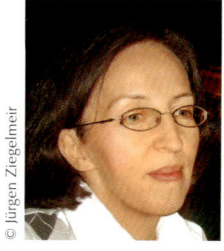

© Jürgen Ziegelmeir

Ellen Heidböhmer, Jahrgang 1963, Mutter von vier Kindern, arbeitet seit 2001 freiberuflich als Autorin, Lektorin und Übersetzerin. Seit vielen Jahren beschäftigt sie sich beruflich und privat mit Naturheilkunde. Ellen Heidböhmer lebt mit ihrem jüngsten Kind in Unna.

Kompetente *Ratgeber* Praktische *Hilfe*

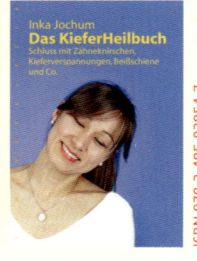

Inka Jochum
Das KieferHeilbuch
Schluss mit Zahnekrebsschen, Kieferverspannungen, Beißschiene und Co.

ISBN 978-3-485-02854-7
64 Seiten, farb. Abb.

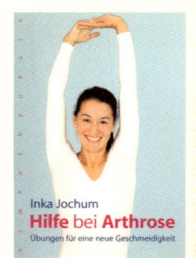

Inka Jochum
Hilfe bei Arthrose
Übungen für eine neue Geschmeidigkeit

ISBN 978-3-485-02812-7
64 Seiten, farb. Abb.

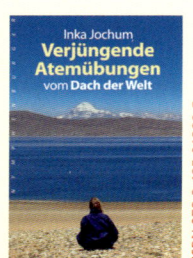

Inka Jochum
Verjüngende Atemübungen vom **Dach der Welt**

ISBN 978-3-485-01389-5
64 Seiten, farb. Abb.

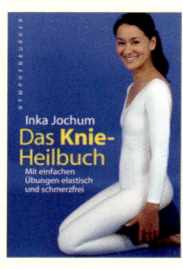

Inka Jochum
Das Knie-Heilbuch
Mit einfachen Übungen elastisch und schmerzfrei

ISBN 978-3-485-01300-0
64 Seiten, farb. Abb.

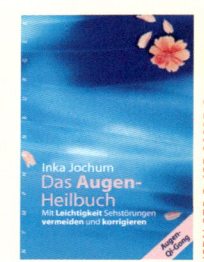

Inka Jochum
Das Augen-Heilbuch
Mit **Leichtigkeit** Sehstörungen **vermeiden und korrigieren**

ISBN 978-3-485-00925-6
56 Seiten, farb. Abb.

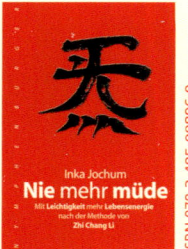

Inka Jochum
Nie mehr müde
Mit **Leichtigkeit** mehr Lebensenergie nach der Methode von Zhi Chang Li

ISBN 978-3-485-00896-9
64 Seiten, farb. Abb.

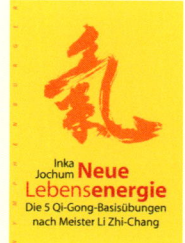

Inka Jochum **Neue Lebensenergie**
Die 5 Qi-Gong-Basisübungen nach Meister Li Zhi-Chang

ISBN 978-3-485-01048-1
64 Seiten, farb. Abb.

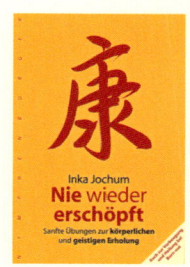

Inka Jochum
Nie wieder erschöpft
Sanfte Übungen zur körperlichen und geistigen Erholung

ISBN 978-3-485-01362-8
64 Seiten, farb. Abb.

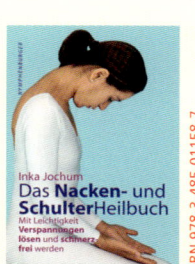

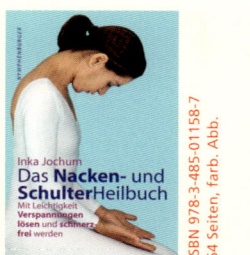

Inka Jochum
Das Rücken Heilbuch
Mit **Leichtigkeit** für immer **schmerzfrei**

ISBN 978-3-485-00857-0
56 Seiten, farb. Abb.

Inka Jochum
Das Nacken- und Schulter Heilbuch
Mit **Leichtigkeit Verspannungen lösen und schmerzfrei werden**

ISBN 978-3-485-01158-7
64 Seiten, farb. Abb.

Inka Jochum
Mehr Beweglichkeit
Das persönliche Aufbauprogramm für Muskeln, Sehnen und Gelenke

ISBN 978-3-485-01090-0
64 Seiten, farb. Abb.